BEI GRIN MACHT SICH II WISSEN BEZAHLT

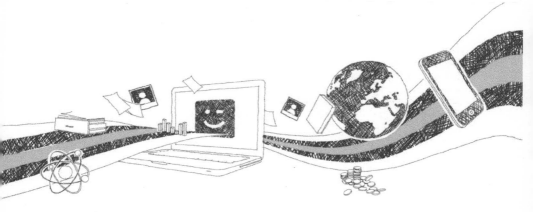

- Wir veröffentlichen Ihre Hausarbeit,
  Bachelor- und Masterarbeit

- Ihr eigenes eBook und Buch -
  weltweit in allen wichtigen Shops

- Verdienen Sie an jedem Verkauf

Jetzt bei www.GRIN.com hochladen und kostenlos publizieren

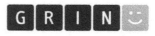

Bibliografische Information der Deutschen Nationalbibliothek:

Die Deutsche Bibliothek verzeichnet diese Publikation in der Deutschen National-
bibliografie; detaillierte bibliografische Daten sind im Internet über http://dnb.d-
nb.de/ abrufbar.

Impressum:

Copyright © 2014 GRIN Verlag
Druck und Bindung: Books on Demand GmbH, Norderstedt Germany
ISBN: 9783668407855

Dieses Buch bei GRIN:

https://www.grin.com/document/354746

Andreas Breßlein

Pflegerische Ersteinschätzung in der Kinder-Notfall-Ambulanz. Konzept zur Implementierung eines Triage-Systems in der Pädiatrie

GRIN Verlag

GRIN - Your knowledge has value

Der GRIN Verlag publiziert seit 1998 wissenschaftliche Arbeiten von Studenten, Hochschullehrern und anderen Akademikern als eBook und gedrucktes Buch. Die Verlagswebsite www.grin.com ist die ideale Plattform zur Veröffentlichung von Hausarbeiten, Abschlussarbeiten, wissenschaftlichen Aufsätzen, Dissertationen und Fachbüchern.

Besuchen Sie uns im Internet:

http://www.grin.com/

http://www.facebook.com/grincom

http://www.twitter.com/grin_com

Werner–Schule vom DRK, Göttingen

Bildungseinrichtung des Verbandes der Schwesternschaften vom DRK e. V., Berlin

Pflegerische Ersteinschätzung
in der Kinder-Notfall-Ambulanz -
Konzept zur Implementierung
eines Triage-Systems in der Pädiatrie

Facharbeit
für die Prüfung
zur
staatlich anerkannten
Fachkraft für Leitungsaufgaben in der Pflege
Kurs 2013 Lüneburg

vorgelegt von
Andreas Breßlein

Lüchow, September 2014

Inhaltsverzeichnis

Abkürzungsverzeichnis

ATS	Australian Triage Scale
BMJ	Bundesministerium der Justiz und für Verbraucherschutz
CTAS	Canadian Triage and Acuity Scale
DIN	Deutsches Institut für Normung
EN	Europäische Normen
ESI	Emergency Severity Index
FLP	Fachkraft für Leitungsaufgaben in der Pflege
GKinD e. V.	Gesellschaft der Kinderkrankenhäuser und Kinder-abteilungen in Deutschland e. V.
GuKiKP	Gesundheits- und Kinderkrankenpflegerin; hier auch: Kinderkrankenschwestern und -pfleger
GKP	Gesundheits- und Krankenpflegerin; hier auch: Kranken-schwestern und -pfleger
ISO	International Organization for Standartization
KVP	Kontinuierlicher Verbesserungs-Prozess
LWBS	Left without being seen
MPG	Medizinprodukte-Gesetz
MPBetreibV	Medizinprodukte-Betreiberverordnung
MTG	Manchester Triage Group
MTS	Manchester Triage System
NHS	National Health Service (Staatliches Gesundheitssystem in Großbritannien und Nordirland)
QB	Qualitätsbeauftragter
QM	Qualitäts-Management
QMB	Qualitäts-Management-Beauftragter
SGB V	Sozialgesetzbuch. Fünftes Buch, Gesetzliche Krankenver-sicherung
SKL	Städtisches Klinikum Lüneburg gemeinnützige GmbH
UKE	Universitätsklinikum Eppendorf

1   Einleitung

Wird ein Kind krank, sind die unmittelbaren Bezugspersonen - in unterschiedlicher Ausprägung, je nach Schwere und individueller Wahrnehmung der Erkrankung - zunächst besorgt. Sie suchen mit ihrem Kind ärztliche Hilfe auf, erwarten Zuwendung, professionelles Handeln, eine schnelle Diagnose und zeitnahe Behandlung und Linderung der Beschwerden.

Der Erstkontakt zwischen dem erkrankten Kind und der Kinder- und Jugendmedizin (und somit auch und - wie sich zeigen wird - primär der Gesundheits- und Kinderkrankenpflege) findet in Deutschland außerhalb der Praxis-Öffnungszeiten der niedergelassenen Kinderärztinnen[1] in aller Regel im Aufnahmebereich des nächst liegenden Krankenhauses statt, oft in der inneren oder chirurgischen Aufnahme eines kleinen Krankenhauses, oder - bei günstiger Wohnsituation bzw. kurzem Anfahrtsweg - in einer Klinik für Kinder- und Jugendmedizin mit dazugehörigem Aufnahmebereich, der pädiatrischen Aufnahme bzw. Notfallambulanz.

Nach Erledigung der Aufnahmeformalitäten durch die aufnehmende Pflegeperson werden Kind und Eltern gebeten, im Wartebereich Platz zu nehmen, womit die eingangs erwähnten Erwartungen allerdings noch nicht ansatzweise erfüllt sind: Wenngleich das „Warten" im „Er-Warten" steckt, führen doch als unangemessen lange empfundene Wartezeiten zu gesteigerter Besorgnis, Nachfragen, Unmut und letztlich auch zu Beschwerden. Im ungünstigsten Fall verlassen die Eltern mit ihrem Kind ohne Arztkontakt die Notfallambulanz; in der Fachsprache als wird dieser worst case als „Left without being seen (LWBS)" bezeichnet (Walker u. a. 2013, 170).

Zudem impliziert mangelnde Transparenz der Behandlungsabläufe erhebliche Verunsicherung vor allem der besorgten Eltern; dass die aufnehmende Schwester mittels ihrer pflegerischen Erfahrung bereits subjektiv die Behandlungsdringlichkeit erfasst, die Diensthabende Ärztin informiert und günstigstenfalls ihr Kind gut im Blick hat, erschließt sich Laien nicht automatisch. Im Vor-

---

[1] Der Verfasser schreibt, da in seinem beruflichen Kontext vorwiegend Frauen beschäftigt sind, zum besseren Lesefluss in der weiblichen Schreibweise, wobei der Plural auch männliche Personen mit einschließt.

dergrund stehen Unruhe und Besorgnis; auch ein prominent plakatierter Hinweis darauf, dass schwer erkrankte Kinder bevorzugt behandelt sowie stationär aufzunehmende Kinder Priorität haben, die Ärztinnen auch für die Versorgung der stationären Patientinnen zuständig sind und somit um Geduld gebeten wird, kann da nicht immer beruhigen.

Der Verfasser arbeitet als Praxisanleiter und stellvertretende Stationsleitung auf der allgemeinpädiatrischen Station F.2 und in der angeschlossenen pädiatrischen Aufnahme / Notfall-Ambulanz in der Klinik für Kinder- und Jugendmedizin im Städtischen Klinikum Lüneburg. Berufsbegleitend absolviert er zur Zeit die Weiterbildung zur FLP mit eingeschlossener Weiterbildung zum QB. Er möchte einhergehend mit einem Auftrag der Pflegedirektion und mit den Anforderungen des QM sowie analog eines bereits im Erwachsenenbereich implementierten MTS mit einem standardisierten System der pflegerischen Ersteinschätzung und Erfassung der Behandlungsdringlichkeit zu sinnvoll aufeinander abgestimmten transparenten Handlungsabläufen beitragen. Er möchte ferner sicherstellen, dass festgelegte Kriterien ein sofortiges Behandeln schwerst erkrankter Kinder zur Folge haben; aber auch den Wartenden soll Respekt und Transparenz entgegengebracht werden. Mit der Implementierung seines Konzeptes möchte er letztlich Sicherheit und Zufriedenheit im Mitarbeiterinnen-Team schaffen. Ziel dieser Facharbeit ist es, den Weg zur Implementierung des Manchester-Triage-Systems in der Pädiatrie zu begleiten, zu beschreiben und zu evaluieren.

Im Kapitel 2 beleuchtet der Verfasser den Begriff „Triage", stellt verschiedene Modelle der pflegerischen Ersteinschätzung vor, beschreibt das Manchester-Triage-System und leitet im Kapitel 3 die Notwendigkeit einer Prozessoptimierung aus dem Kontinuierlichen Verbesserungsprozess (KVP) ab, welcher als Grundprinzip des Qualitätsmanagements einen unverzichtbaren Anteil der Norm DIN EN ISO 9000 darstellt. Rahmenbedingungen seitens der Norm und gesetzliche Grundlagen werden hier vorgestellt, und auch die Forderungen seitens des hausinternen QM finden Berücksichtigung.

Im Kapitel 4 stellt der Verfasser die Organisationsstruktur seiner Einrichtung vor und nimmt insbesondere Bezug auf seinen pädiatrischen Wirkungsbereich. Anschließend beschreibt er im Kapitel 5 die vorhandenen und potentiellen Probleme und Ressourcen und analysiert den Ist-Zustand in den Arbeitsabläufen,

um so die Motive für die Erarbeitung und Umsetzung seines Konzepts heraus-
zustellen, welches im Kapitel 6 beschrieben wird. Mit den Führungsaufgaben
der FLP beschäftigt sich der Verfasser explizit im Kapitel 7, welches die Implementierung und den Aspekt Mitarbeiterinnen-Motivation mit einschließt und auf
die Rolle der FLP bei der Evaluation Bezug nimmt. Die Inhalte der Facharbeit
werden abschließend im Kapitel 8 rekapituliert und gewähren einen ersten Aus-
blick auf die erwartete anstehende Steigerung der Qualität der Arbeit sowie der
Mitarbeiterinnen- und Kundinnen-Zufriedenheit in der pädiatrischen Notfallambulanz.

2   Triage - Ersteinschätzung in der Notfallambulanz

„Das Fällen von Entscheidungen ist ein wesentlicher und grundlegender Be-
standteil der medizinischen und pflegerischen Praxis." (Mackway-Jones u.a.
2006, 25) Bereits beim Erstkontakt zwischen dem erkrankten oder verletzten
Kind und der Aufnahmekraft in der pädiatrischen Notfallambulanz werden zentrale Entscheidungen getroffen, womit der pflegerischen und klinischen Erfahrung der Pflegeperson - anderenorts in dieser ausschließlichen Funktion der
Identifikation des akuten Handlungsbedarfs auch „Quick Look Nurse" genannt
(Walker u. a. 2013, 100 ff.) - immense Bedeutung zukommt: Handelt es sich um
einen Banal-Infekt? Muss das Kind von anderen Personen isoliert werden? Ist
eine Wartezeit von über 2 Stunden zumutbar? Ist das Kind so schwer erkrankt,
dass die Diensthabende Kinderärztin sofort hinzugezogen werden muss? Triage (frz.: trier = sortieren) meint „ein System des Risikomanagements, mit dem
der Patientinnenfluss gesteuert werden soll, wenn die klinischen Anforderungen
die vorhandenen Kapazitäten übersteigen."(Mackway-Jones u. a. 2006, 17) An-
gesichts knapper Ressourcen ist eine Organisation gehalten, die Mitarbeiterinnen gezielt dort einzusetzen, wo sie gebraucht werden.

Hier werden entscheidende Weichen gestellt, denn aus der Vielzahl der zu
versorgenden Kinder muss herausgefiltert werden, wessen Behandlungsdringlichkeit am höchsten ist. Ohne ein standardisiertes System zur Ersteinschätzung kommt es dabei entscheidend auf den Erfahrungshorizont der Quick-

Look-Nurse und auf ihre Fähigkeit zur Krankenbeobachtung an. Letztlich obliegt es ihr als erster Anlaufstufe, „aus der Vielzahl eintreffender Patienten zuverlässig den Schwerstkranken zu identifizieren, um ihn zuerst zu behandeln" (Mackway-Jones u. a. 2006, 17). Hinzu kommt: Die Priorisierung in der Notfallambulanz ist zwar traditionell auf die schwerst erkrankten oder verletzten Patientinnen ausgerichtet - längst hat aber der Service-Begriff auch ins Gesundheitswesen Einzug gehalten; auch - und gerade - Patientinnen und Angehörige, die mit einer längeren Wartezeit zu rechnen haben, erwarten und „fordern Respekt und wollen mit ihrem Anliegen auch als Kunden wahrgenommen werden." (Walker u. a. 2013, 11) Nicht nur hieraus ergibt sich ein Anspruch auf Prozessoptimierung, auf Transparenz - und gegebenenfalls auch einmal auf ein Wort der Entschuldigung, sollte es doch zu Verzögerungen kommen.

Dies alles - das Wohlergehen der schwerst erkrankten Patientinnen, die Zufriedenheit der Wartenden, letztlich sogar der wirtschaftliche Erfolg und die Reputation des Unternehmens Krankenhaus - bedeutet eine immense Verantwortung für die aufnehmende Schwester; unterschiedliche Erfahrungshorizonte, individuelle innere Einstellungen und letztlich auch die „Tagesform" lassen kaum erwarten, dass diese personalisierte Form der Priorisierung auch nur ansatzweise standardisiert, vergleichbar oder gar gerecht sein kann.

2.1 Verschiedene Triage-Modelle

Eine standardisierte Priorisierung mittels einer Triage bietet der Quick-Look-Nurse anhand eines 5-Stufen-Algorithmus festgelegte Kategorien in Bezug auf die Schwere der Erkrankung und minimiert die Abhängigkeit der Patientin von den individuellen pflegerischen Erfahrungen. In den letzten Jahren haben sich aus verschiedensten Modellen einige wenige internationale Standards manifestiert, die nahezu alle mit fünf Stufen der Dringlichkeit arbeiten; Unterschiede ergeben sich „besonders bei den niedrigen Dringlichkeiten. Sie werden beeinflusst von Politik und Medizin, das grundsätzliche Konzept unterschiedlicher klinischer Prioritäten aber bleibt unverändert." (Mackway-Jones u. a. 2006, 20) Genannt seien hier für die USA der ESI, für Kanada die CTAS und für Australien und Neuseeland die ATS. Der ESI priorisiert die Behandlungsdringlichkeit abweichend in nur drei Stufen, teilt jedoch die dritte Stufe „'non urgent' in Gruppen des Ressourcenverbrauchs ein", woraus folgt, dass der ESI abweichend von allen anderen Systemen „von einem Dringlichkeitssystem zu einem System zur Steuerung des Patientenstroms wird." (Krey 2014)

Einen alternativen Betrachtungswinkel ermöglichen schließlich noch Walker u. a., indem sie ein Notfall-Flusskonzept beschreiben, das über die Einführung von Stufen-Algorithmen hinausgeht, sich der Zufriedenheit aller Patientinnen und Mitarbeiterinnen annimmt und somit tradierte Prozesse in Frage stellt. Es werden u. a. auf Erfahrungen der japanischen Industrie fußende Elemente genutzt, beginnend damit, auch Führungskräfte aufzufordern, regelmäßig den „'gemba' aufzusuchen - den Ort, an dem die eigentlich Wert schöpfende Arbeit ausgeführt wird" (Liker 2014, 572 von 999). Jeder Stein wird umgedreht, jede relevante Größe wird kontinuierlich gemessen, bewertet und veröffentlicht, um „den Erfolg durch Kennzahlen sichtbar zu machen. So kann aufgezeigt werden, dass die Veränderungen Positives bewirken. Dies motiviert die Mitarbeitenden, auch wenn sie die positiven Auswirkungen zu diesem Zeitpunkt noch gar nicht wahrnehmen. Kennzahlen weisen zudem frühzeitig auf allfällige Schwierigkeiten hin und dienen als exzellentes Frühwarnsystem." (Walker u. a. 2013, 168)

2.2   Das Manchester-Triage-System (MTS)

Mackway-Jones u. a. (2006, 18 ff) beschreiben den Weg, den Mitarbeiterinnen des ärztlichen und pflegerischen Dienstes verschiedener Notfallstationen 1994 mit der Gründung der MTG beschritten und der zum Ziel hatte, eine gemeinsame Nomenklatur aus den verschiedenen bekannten Systemen zu entwickeln, um zu einer - zunächst - für Großbritannien vereinheitlichten Einschätzungsmethode zu gelangen, die sich innerhalb von 10 Jahren auch in Europa durchsetzen sollte. Man einigte sich auf fünf nach Behandlungsdringlichkeit farblich sortierte Stufen mit zugehörigen Wartezeiten (siehe Anhang 1), bei denen es sich um die „maximal akzeptable Wartezeit bis zum Behandlungsbeginn durch den Arzt" handelt (Mackway-Jones 2006, 21). Diese Festlegung der Wartezeiten bezieht sich auf das NHS; in Deutschland wurde und wird vor allem in den Stufen der geringeren Dringlichkeit die Maximalzeit variiert.

Diese fünf Stufen ergeben sich aus 50 Hauptsymptomen oder -problemen; das ermittelte Hauptsymptom wird mit bis zu sechs generellen Indikatoren (Lebensgefahr, Schmerz, Blutverlust, Bewusstsein, Temperatur, Krankheitsdauer) eingegrenzt; „für einzelne Beschwerdebilder oder kleine Gruppen von Beschwerdebildern sind spezielle Indikatoren vorhanden, die dafür da sind, die Schlüsselmerkmale dieser besonderen Beschwerden abzudecken" (Mackway-Jones u. a. 2006, 33). An einem Beispiel wird deutlich, wie es beim MTS zur Dringlichkeitseinstufung kommt:

Ein 2jähriger Junge wird heiserer Stimme und inspiratorischem Stridor in die Notfallambulanz gebracht; die Eltern berichten über plötzlich aus dem Schlaf heraus eintretenden bellenden Husten. Die Quick-Look-Nurse stellt eine flache, aber ausreichende Atmung bei rosigem Hautkolorit fest, ermittelt einen O_2-Sättigungs-Wert von 96 % und triagiert:

- Hauptsymptom   Atemnot bei Kindern
- spez. Indikator   Gefährdeter Atemweg: Nein
                Folge: keine Priorisierung „Sofort" (Rot)
- spez. Indikator   erhöhte Atemarbeit: Ja
                Folge: Priorisierung „Sehr dringend" (Orange)

Damit ist die Ersteinschätzung nach MTS in diesem Fall auch schon beendet, die anderen 49 Hauptsymptome finden hier keine Relevanz; es vergehen höchstens 10 Minuten bis zum ärztlichen Erstkontakt. Entsprechend der Priorisierung wird die Quick-Look-Nurse das Kind in ein Behandlungszimmer begleiten, in dem unter anderem auch eine Möglichkeit zur Inhalation besteht.

Im Rahmen der erforderlichen Schulung aller Mitarbeiterinnen müssen interprofessionelle Vereinbarungen getroffen werden, um allen Beteiligten Handlungsspielraum und -möglichkeiten und einzuräumen; so kann - passend zum o. g. Beispiel - vereinbart worden sein, dass die erfahrene Quick-Look-Nurse bei klassischen Anzeichen eines Pseudo-Krupp-Anfalls auch ohne ärztlichen Kontakt, ggf. nach telefonischer Rücksprache, eine sofortige Inhalation mit einem Mittel zur Gefäßerweiterung durchführen lässt. So kann die Diensthabende

Kinderärztin in diesem Fall bei ihrem Eintreffen gleich eine Erfolgskontrolle durchführen und muss bis dahin nicht etwa die Versorgung eines anderen Kindes unterbrechen.

3 Rahmenbedingungen für eine Prozessoptimierung

Ständige Verbesserung gilt als ein Leitmotiv der acht QM-Grundsätze, welche „als Leitlinie der Unternehmensentwicklung gelten" sollten. (Rohark 2013, 15 f.) Fehler dienen somit als willkommenes Ereignis, um eigenes Handeln zu spiegeln, zu hinterfragen und letztendlich zu verbessern; gerade in der Hektik einer Notfallambulanz sind Fehler und Beschwerden programmiert. Bearbeitet man diese abseits einer Kultur des persönlichen Sanktionierens sach- und prozessorientiert - und damit auch an Kundinnen und Mitarbeiterinnen orientiert - , werden Mitarbeiterinnen auch offen mit Fehlern umgehen, aktiv mit dem Fehler- und Beschwerdemanagement zusammenarbeiten und beim Gestalten neuer Wege prägend dabei sein. Und die Implementierung eines Systems zur pflegerischen Ersteinschätzung der Behandlungsdringlichkeit bildet durchaus einen anspruchsvollen neuen Weg. Auch im SKL wird diese Sichtweise erkannt, definiert und umgesetzt: Es „werden im Sinne des kontinuierlichen Verbesserungsprozesses - stetige Verbesserung mit möglichst nachhaltiger Wirkung - (abgekürzt KVP) weitere Handlungen zur Qualitätsverbesserung initiiert." (SKL 2010, 208)

Die Notwendigkeit zum Verlassen eingefahrener Wege oder zum Verbessern von Abläufen ergibt sich jedoch nicht nur aus der Implementierung von QM-Grundsätzen oder aus Erfahrungswerten. Gemäß § 135a SGB V sind Krankenhäuser „zur Sicherung und Weiterentwicklung der Qualität der von ihnen erbrachten Leistungen verpflichtet. Die Leistungen müssen dem jeweiligen Stand der wissenschaftlichen Erkenntnisse entsprechen und in der fachlich gebotenen Qualität erbracht werden." (BMJ 2014)

Diese Verpflichtung mit ihren innewohnenden drohenden Konsequenzen, nicht zuletzt „Vergütungsabschläge für Leistungserbringer, die ihre Verpflichtungen zur Qualitätssicherung nicht einhalten" (BMJ 2014), sollte Motivation genug sein, Prozessoptimierung durchzuführen; als Teil des umkämpften Gesundheitsmarktes hat jedoch längst manches Krankenhaus die Bindung zufriedener Kundinnen - auch ein Baustein der acht QM-Grundsätze (Rohark 2013, 17) - als Wettbewerbsvorteil und zugleich Arbeitsplatzgarant für sich erkannt. „Unser Ziel ist die kontinuierliche Verbesserung der Abläufe und Verfahren rund um die Patientenbehandlung, mit allen dazugehörigen administrativen Prozessen...Die Einführung von klinikübergreifenden, optimierten Prozessen, deren Dokumentation, die ständige Überprüfung von Arbeitsabläufen sowie deren kontinuierliche Verbesserung kommt nicht nur den Patienten, sondern auch den Mitarbeitern des Klinikums zugute." (SKL 2010, 204) Ein solcher prozessorientierter Ansatz gilt als ein weiterer von acht aus der ISO 9000 stammenden QM-Grundsätzen (Rohark 2013, 15); folgerichtig wird eine Zertifizierung aller Klinikbereiche und Kompetenzzentren nach DIN EN ISO 9001:2008 angestrebt. Die Zertifizierung weiterer Bereiche, so auch der Abteilung Klinik für Kinder- und Jugendmedizin - und somit auch der Kinder-Notfallambulanz - ist geplant, so dass eine Prozess-Optimierung auch in der Pädiatrie um so mehr geboten ist.

4   Vorstellung der Einrichtung - Das Klinikum

Das Städtische Klinikum Lüneburg gemeinnützige GmbH ist mit der Hansestadt Lüneburg als Gesellschafterin eins von neun Unternehmen der 2007 gegründeten Gesundheitsholding Lüneburg GmbH und stellte bis 2005 als Städtisches Krankenhaus die Gesundheitsversorgung für Stadt und Landkreis Lüneburg sicher. Als Akademisches Lehrkrankenhaus des Hamburger UKE mit 472 Betten bei 453,1 Vollkräften im pflegerischen und 196,4 Vollkräften im ärztlichen Bereich legte das Klinikum Lüneburg bei 17 Fachabteilungen für das Jahr 2012 26.545 vollstationäre und 37.141 ambulante Fallzahlen vor. (SKL 2012, 10 ff.) Der Einzugsbereich erstreckt sich auf die angrenzenden Kreise Lüchow-Dannenberg, Uelzen, Soltau-Fallingbostel, Buchholz, Winsen/Luhe, Harburg, Geesthacht und Lauenburg.

Bis 2012 wurden unter anderem vier Kompetenzzentren (Brustzentrum, Gynäkologisches Krebszentrum, Darmkrebszentrum, Prostatakrebszentrum) und sieben Klinikbereiche (Apotheke, Ambulanzzentrum, Frauenklinik, Institut für Radiologie, Institut und Praxis für Pathologie, Klinik für Strahlentherapie und Radioonkologie, Zentrallabor) nach DIN EN ISO 9001:2008 zertifiziert (SKL 2012, 10).

In der Zentralen Notaufnahme (Chirurgie, Innere Medizin, Neurologie) werden eintreffende Patientinnen bereits mittels MTS in ihrer Behandlungsdringlichkeit priorisiert; die Erfassung der Ersteinschätzung erfolgt elektronisch und wird mit der Digitalen Patienten-Akte verknüpft.

Die pflegerischen Stationsleitungen treffen sich werktags gegen 08.00 Uhr, um gemeinsam mit der Pflegedirektion in der Leitungsbesprechung in Kürze das Tagesgeschehen zu erfassen, Mitarbeiterinnen des Springer-Pools auf Stationen mit hoher Arbeitsintensität bei knappen Personalressourcen zu verteilen und Probleme zu benennen. Einmal monatlich findet eine Stationsleitungs-Sitzung statt, die Raum für intensiveren Austausch bietet und der Pflegedirektion ermöglicht, die Stationsleitungen ausführlich über Neuerungen zu informieren.

Die zur Holding gehörende Service-GmbH stellt personelle Kapazitäten für die Bettenaufbereitung und den hausinternen Hol- und Bringedienst zur Verfügung, der jederzeit elektronisch angefordert werden kann.

Alle Stationen verfügen über MPG-Beauftragte, Qualitätsbeauftragte, Hygienebeauftragte, Key-Userinnen, die Ansprechpartnerinnen für Fragen der elektronischen Datenverarbeitung sind und auch Schulungen durchführen, sowie über Praxisanleiterinnen; letztere treffen sich vierteljährlich mit Praxisanleiterinnen aus der zur Holding gehörenden Psychiatrischen Klinik Lüneburg sowie dem Herz- und Gefäß-Zentrum Bad Bevensen, um gemeinsame Leitlinien zur Anleitung von Schülerinnen der GKiKP und der GKP zu erarbeiten, Beurteilungskonzepte zu besprechen und zu aktualisieren sowie mit Lehrerinnen der Krankenpflegeschule der PKL und der Schule für Pflegeberufe des SKL Praxisanleitung und Theorie-Ausbildung zu verknüpfen.

Griffig und plakativ formuliert wollen die Gesellschaften der Gesundheitsholding Lüneburg „Hand in Hand für Ihre Gesundheit" eng zusammenarbeiten, „um den Menschen der Region in allen Lebensphasen gesundheitsorientierte Dienstleistungen auf hohem Niveau zu bieten" (SKL 2010, 9)

4.1 Qualitätsmanagement

Die Abteilung Einrichtungsinternes QM ist der Geschäftsführung unterstellt und besteht aus einem leitenden QM-Beauftragten und zwei Mitarbeiterinnen; Arbeitsschwerpunkte sind das „Qualitäts-, Risiko- und Beschwerdemanagement, Externe Qualitätssicherung" (SKL 2012, 21).

„Das Qualitätsmanagement der Klinik ist eine fachabteilungs- und berufsgruppenübergreifende Aufgabe, die in der Klinikleitung oberste Priorität hat. Die Mitarbeiter der Abteilung sind Ansprechpartner und Ratgeber für alle Mitarbeiter und auch die Patienten. Unser Ziel ist die kontinuierliche Verbesserung der Abläufe und Verfahren rund um die Patientenbehandlung, mit allen dazugehörigen administrativen Prozessen." (SKL 2010, 204) Wie oben beschrieben, greift das QM somit in alle Bereiche der Organisation ein - Lenkung von Dokumenten, Verpflichtung aller Mitarbeiterinnen zu Fortbildung sowie Zertifizierung aller Zentren und Abteilungen finden statt bzw. sind geplant. (s. o.)

4.2 Vorstellung eigener Bereich - Die Kinderklinik

Die Fachabteilung Klinik für Kinder- und Jugendmedizin verfügt über eine allgemeinpädiatrische Station mit 30 Betten und angeschlossener Aufnahme / Notfallambulanz sowie über eine Kinderintensivstation, die bei 18 Betten mit 10 Beatmungsplätzen gemeinsam mit der Fachabteilung Frauenklinik das Perinatalzentrum der höchsten Versorgungsstufe (Level 1) bildet. Es bestehen Kooperationsverträge mit den Geburtskliniken in Buchholz, Geesthacht und Winsen/Luhe. Im Jahr 2012 wurden 3.276 Patientinnen vollstationär versorgt (SKL 2012, 117)

Die GKinD e. V. versah die Fachabteilung Klinik für Kinder- und Jugendmedizin für die Jahre 2009-2011 und 2012-2013 mit dem Zertifikat „Ausgezeichnet. FÜR KINDER." Das Zertifizierungsverfahren für den Zeitraum 2014-2015 ist noch nicht beendet. Diese Zertifizierung bedingt Mindestanforderungen zum Vorhalten oder Implementieren von Maßnahmen, die darauf abzielen, „die Struktur-, Prozess- und Ergebnisqualität der stationären Versorgung von Kindern und Jugendlichen zu sichern und eine qualitativ hochwertige altersgerechte stationäre Versorgung für alle Kinder und Jugendlichen zu gewährleisten." (GKinD e. V. 2014)

4.2.1 Die Kinder- und Jugendstation

Der Verfasser ist auf der allgemeinpädiatrischen Station F.2 in der Fachabteilung Klinik für Kinder- und Jugendmedizin des SKL als Praxisanleiter und stellvertretende Stationsleitung tätig. Das pflegerische Personal der Station F.2 umfasst in Voll- und Teilzeit insgesamt 25 GKiKP, eine Krankenschwester und eine Medizinische Fachangestellte.

Zwei Praxisanleiterinnen zeichnen für die Ausbildung und Anleitung von Schülerinnen, die Begleitung von Praktikantinnen sowie die Einarbeitung neuer Mitarbeiterinnen verantwortlich. Des weiteren gibt es zwei MPG-Beauftragte für die praktische Umsetzung der MPBetreibV; ab 2015 werden zwei GuKiKP zu Hygienebeauftragten in der Pflege weitergebildet.

Der Dienst der GuKiKP auf der Station F.2 findet im Dreischicht-System in der 5-Tage-Woche statt; hinzu kommen zwei die Kernzeit der Kinder-Notfallambulanz abdeckende Schichten und zahlreiche Zwischendienste. Vollzeitkräfte arbeiten bei 38,5 Stunden pro Woche in der Regel an 10 Tagen in zwei Wochen, so dass sie an jedem zweiten Wochenende Dienst haben.

Auf der Station F.2 wird Bereichspflege in drei Bereichen praktiziert. Somit arbeiten sowohl im Frühdienst als auch im Spätdienst jeweils mindestens drei examinierte Pflegekräfte; im Nachtdienst wird die Station in zwei Bereiche aufgeteilt und durch zwei examinierte Pflegekräfte versorgt, die in der Zeit von 00.15 Uhr bis 06.00 Uhr zusätzlich mit der Versorgung ambulanter Patientinnen und mit stationären Neuaufnahmen beschäftigt sind.

Das Team auf der Station F.2 wird komplettiert durch die Arbeit einer Erzieherin, die werktags mit den Kindern bastelt, malt, oder altersgerechte Beschäftigung anbietet sowie relevante Beobachtungen mit den Stationsmitarbeiterinnen bespricht.

Schließlich werden die Patientinnen noch regelmäßig 1-2mal wöchentlich vom Klinikclown und einer Musiktherapeutin besucht.

Die Stationsleitung - in ihrer Abwesenheit die stellvertretende Stationsleitung - versieht ihre primär organisatorischen und administrativen Tätigkeiten von Montag bis Freitag im Frühdienst und nur in Ausnahmefällen am Wochenende.

4.2.2   Die Kinder- Notfallambulanz

Der Station angeschlossen ist die Kinder-Notfallambulanz; hier findet in der Kernzeit von 08.15 Uhr bis 00.15 Uhr nahezu jede stationäre Aufnahme, ambulante Behandlung sowie die komplette prä- bzw. poststationäre Versorgung von Kindern und Jugendlichen statt. Außerhalb dieser Zeit erfolgt die Versorgung dieser Kinder, wie bereits beschrieben, durch den Nachtdienst sowie bis 08.15 Uhr durch den Frühdienst der Station F.2.

Die Kinder-Notfallambulanz besteht aus dem im Eingangsbereich befindlichen offenen, aber verschließbaren Empfangsbereich mit drei angeschlossenen Behandlungsräumen und einem dem Empfangsbereich zugewandten, von Glas umsäumten Wartebereich auf der anderen Seite der Eingangshalle. Weitere offene Wartezonen befinden sich an zwei Punkten der Eingangshalle der Klinik für Kinder- und Jugendmedizin. Der Wartebereich ist kindgerecht gestaltet und mit abwaschbarem Spielzeug, Bilderbüchern, Malutensilien und einer elektronischen Spielkonsole ausgestattet. Es steht Mineralwasser in kleinen Einwegflaschen zur Verfügung, außerdem können Wartende sich in der Eingangs-halle an einem Heißgetränke- und einem Snack-Automaten versorgen.

Eine pflegerische Mitarbeiterin ist während der Kernzeit ständig in der Ambulanz präsent; über die Aufgaben der Quick-Look-Nurse hinaus ist sie mit den administrativen Tätigkeiten für die ambulante und stationäre Patientenaufnahme betraut, indem sie die relevanten Daten mittels eines elektronischen Krankenhaus-Informations-Systems erfasst und einpflegt. Sie bereitet elektronische Anmeldungen zu Untersuchungen vor, legt Patientinnenakten an und unterstützt die Eltern beim Bearbeiten der relevanten Formulare - Datenermittlung zur Aufnahme, Entbindung von der Schweigepflicht, Behandlungsvertrag mit

Anlagen, Elternmerkblatt, ggf. Wahlleistungsvertrag. Des weiteren bereitet sie die Behandlungsräume untersuchungsgerecht vor, richtet für Blutentnahmen und unterstützt schließlich die Kinderärztin bei der medizinischen Untersuchung und bei Eingriffen wie venösen Blutentnahmen, Wundversorgungen und Verbandwechseln. Sie geht altersgerecht auf die Kinder und Jugendlichen ein und steht den Eltern und Angehörigen mit Empathie, Rat und Unterstützung zur Seite.

Des weiteren ist eine Kinderärztin montags bis freitags in der Kernzeit von 08.15 Uhr bis 16.00 für die Patientinnen der Kinder-Notfallambulanz zuständig; darüber hinaus sind die Mitarbeiterinnen des ärztlichen Dienstes mit Stationstätigkeiten betraut, so dass vor allem abends, nachts und an Wochenenden und Sonn- und Feiertagen keine ärztliche Dauerpräsenz vor Ort möglich ist. Ärztin und auch die GuKiKP sind jedoch mit einem Mobiltelefon jederzeit erreichbar.

Aus einem Hinweisschild im Wartebereich geht hervor, dass die Versorgung stationärer sowie schwer erkrankter Patientinnen oberste Priorität hat und dass Wartezeiten aufgrund dieser Gegebenheiten nicht zu vermeiden sind.

Im Jahr 2010 wurden insgesamt über 6.000 Patientinnen in der Kinder-Notfallambulanz versorgt (SKL 2010, 64) im Jahr 2012 bereits über 6.400 Patientinnen. (SKL 2012, 119).

5   Ist-Analyse

Der Dienst auf einer Kinderstation, somit auch im Arbeitsbereich des Verfassers, besteht für die GuKiKP neben der klassischen Grund- und Behandlungspflege, der dazu gehörigen Dokumentation, den pflegerelevanten Nebentätigkeiten sowie der Anleitung von Schülerinnen in zunehmendem Maße in der Übernahme pflegeferner, teilweise pflegefremder Tätigkeiten aus den Bereichen Hauswirtschaft, Service, Medizin und Verwaltung. Zudem impliziert eine kürzere Verweildauer bei steigenden Fallzahlen eine hohe Patientinnen-Fluktuation mit der dazugehörigen Unruhe auf der Station.

Auch im Bereich der Kinder-Notfallambulanz konnte während der vergangenen Jahre eine Zunahme an Tätigkeiten und Fallzahlen beobachtet werden

All dies setzt enorme Motivation, Belastbarkeit und Flexibilität der Mitarbeiterinnen voraus. Stabilität im Team und in den Arbeitsabläufen bildet daher eine Grundlage für Zufriedenheit im Mitarbeiter-Team. Es erscheint nachvollziehbar, dass Veränderungen, auch Dienstanweisungen, teilweise mit Skepsis begegnet wird bzw. dass sie zögernd umgesetzt werden. „Qualifizierte Pflegekräfte orientieren nämlich ihr Verhalten weder zufällig noch absichtlich an den Regeln, Normen oder Vorschriften einer Gesundheitsorganisation, sondern übernehmen (…) eher Verhaltensweisen und Arbeitsroutinen durch historisch gewachsene Berufsidentitäten und kollektiv-emotionale Prozesse von ihren praktizierenden Kollegen. Das kann bedeuten, dass ein bestens ausgearbeitetes und von den Führungskräften mit sehr hohem Aufwand aufbereitetes Change-Management-Programm scheitert…" (Beil-Hildebrand 2014, 52).

Ein Beispiel stellt die vor Jahren vom Verfasser in einer klinikweiten Arbeitsgruppe mitinitiierte Einführung der mittäglichen Dienstübergabe am Patientinnenbett dar; trotz einer Verbesserung der Informations-Qualität und einer signifikanten Zeitersparnis durch Visualisierung der Übergabe-Inhalte war immer wieder die Tendenz zu beobachten, zur tradierten Übergabe im Stationszimmer zurückzukehren. Ergebnisse gezielter Nachfragen konterkarierten dieses Phänomen, denn die bessere Qualität der Übergabe wurde selten bestritten. Ähnliche Erfahrungen auf anderen Stationen ließen den Schluss zu, dass die Mitarbeiterinnen sich nicht ausreichend an der Erarbeitung und Implementierung der neuen Übergabeform beteiligt fühlten. Hinzu kommt, dass Mitarbeiterinnen der GuKiKP es häufig mit Sorge betrachten, wenn Elemente aus der GKP „eins zu eins" im pädiatrischen Bereich umgesetzt werden sollen.

In der Soziologie beschäftigt sich Elton Mayo schon 1927 mit diesem Thema. Mitarbeiterinnen „reagieren ungünstig, werden sogar in wirkliche psychische Konflikte bis zur aktiven Untreue getrieben, wenn man sie zu einer Tätigkeit zwingt, ohne sie bei der vorgängigen Entscheidung mitreden zu lassen. Dann kommt es zu einem Widerstand sowohl gegen das Unternehmen als auch gegen die leitenden Personen wie auch gegen die Kollegen selbst." (Wössner 1979, 115) Hier wird ein Ergebnis aus der sog. Hawthorne-Untersuchung beschrieben, die eigentlich den Einfluss von Lichtintensität auf die Arbeitsleistung in einer Fabrik für Elektromaterial messen sollte. Man fand heraus, „dass in einer versuchsweise gewählten Werkstatt ganz unabhängig von seinen Experimenten mit starkem und schwachem, konzentriertem und diffusem Licht regelmäßig mehr geleistet wurde als in den anderen Werkstätten." Nur die Arbeiter in dieser Werkstatt waren über den Zweck dieser Untersuchung informiert und fühlten sich daher wichtig genommen und einbezogen - und boten konstant höhere Leistungen (Wössner 1979, 113 ff.).

Partielle Unzufriedenheit bzw. Unmut im Team, unterschiedliche Motivation, Schwierigkeiten bei der Umsetzung neuer Prozesse, Festhalten an tradierten Verhaltensweisen und Abläufen lassen daher letztlich nur die Konsequenz zu, Mitarbeiterinnen an der Gestaltung ihrer Arbeitsumgebung und ihrer Arbeitsabläufe zu beteiligen und an geeigneter Stelle ihr Expertenwissen einzusetzen.

6 Konzepterstellung

Die pflegerische Ersteinschätzung nach MTS ist, wie bereits erwähnt, in der Zentralen Notaufnahme des SKL implementiert; das Erfahrungspotenzial dieser Mitarbeiterinnen soll im Konzept genutzt werden. Aus vorgenannten Gründen erscheint es sinnvoll, die verschiedenen Phasen der Einführung mit den Mitarbeiterinnen gemeinsam zu erarbeiten.

In einer ersten Phase wird die persönliche Einschätzung der Mitarbeiterinnen bezüglich des Ist-Zustandes anhand eines Fragebogens ermittelt werden. In Folge wird ein Qualitätszirkel die notwendigen Schritte bis zur Implementierung definieren, festlegen und begleiten.

6.1 Zielsetzung im Konzept

Der Verfasser möchte mit seinem Konzept erreichen, dass analog dem QM und mit Unterstützung der Pflegedirektion eine pflegerische Ersteinschätzung nach dem MTS erarbeitet, umgesetzt und implementiert werden kann, die von den Mitarbeiterinnen der Pädiatrie als sinnvoll und kindgerecht erachtet wird.

Wie eingangs erwähnt, sollen standardisierte transparente Handlungsabläufe mit definierten Kriterien schnellstmögliche Versorgung schwerst erkrankter Kinder implizieren und gleichzeitig Kundinnenzufriedenheit ermöglichen.

6.2 Maßnahmen im Konzept

Zunächst wird anhand eines Fragebogens ermittelt werden, wie Mitarbeitende aus pflegerischem und ärztlichem Bereich die aktuelle Situation in der Kinder-Notfallambulanz betrachten und subjektiv bewerten.

Der Fragebogen soll ein umfassendes Bild der individuellen pflegerischen und ärztlichen Wahrnehmung bezüglich der Arbeit in der Kinder-Notfallambulanz herstellen.

Im weiteren Verlauf soll mittels eines Qualitätszirkels interessierten Mitarbeitenden auf freiwilliger Basis ermöglicht werden, den Veränderungsprozess aktiv mit zu gestalten, zu begleiten und gemeinsam mit der FLP zu evaluieren.

6.2.1 Mitarbeiterinnen-Befragung

Angelehnt an eine im Jahr 2002 durchgeführte Umfrage an 22 Schweizer Kinderkliniken (Stocker 2006, 35) sollte auch in der Fachabteilung Kinder- und Jugendmedizin im SKL eine Befragung ermitteln, wie Mitarbeitende des pflegerischen (siehe Anhang 2) und ärztlichen Dienstes (siehe Anhang 3) zum einen die Qualität der bisherigen Ablauforganisation in der Kinderambulanz einschätzen sowie zum anderen Zufriedenheit und Akzeptanz bei sich und bei den Patientinnen bzw. Eltern benennen. Befragt wurden vom 18.-22. August 2014 18 Ärztinnen, von denen 9 (= 50 %) den Fragebogen bearbeiteten, sowie 24 GuKiKP; hier betrug die Rücklauf-Quote 15 (= 62,5 %). Insgesamt wurden die Mitarbeiterinnen erfasst, die innerhalb eines ausgewählten Zeitraums von einer Woche (Montag bis Freitag) Dienst hatten und somit die Möglichkeit, die Fragen zu beantworten. Es standen jeweils zwei Antwortmöglichkeiten zur Verfügung; bei einigen Feldern zeigte sich, dass trotz eindeutiger Fragestellung keine klare

Präferenz vorlag, so dass entweder beide oder eben keines der auszuwählenden Felder angekreuzt wurde, was als „unentschieden" gewertet wurde. Zudem sollte die Berufsgruppen-Zugehörigkeit benannt werden, um Rückschlüsse auf berufspolitische Sichtweisen zu ermöglichen bzw. eine Sicht auf die berufliche Identität zu erhalten.

In Bezug auf die Zufriedenheit mit dem bisherigen Ablauf der Ersteinschätzung zeigten sich bereits berufsgruppenspezifische Abweichungen. Die vermutete Patientenzufriedenheit lag bei den Ärztinnen bei 33,3 %, bei den GuKiKP unerheblich höher bei 40 %. Die eigene Zufriedenheit gaben Ärztinnen mit 100 % an, die GuKiKP mit 80 %. Ein eklatanter Unterschied ergab sich bei der Frage nach der Angemessenheit langer Wartezeiten: 77,7 % der Ärztinnen hielten lange Wartezeiten für angemessen, bei den GuKiKP waren es 0 %. Hier wird deutlich, wer den Unmut der Wartenden primär zu spüren bekommt.

Wer entscheidet über die Behandlungsreihenfolge? Die Ärztinnen hielten dies zu je 33,3 % für eine Entscheidung der Pflege, des ärztlichen Dienstes oder für eine gemeinsame Entscheidung. Die GuKiKP waren zu 60 % der Ansicht, dass es sich um eine gemeinsame Entscheidung handelt - nach ihrer Ansicht erfolgt in keinem Fall eine Einzelentscheidung durch den ärztlichen Dienst.

Obwohl Ärztinnen mit der bislang bestehenden Verfahrensweise zu 100 % zufrieden sind, erfolgt nur für 55 % von ihnen eine sichere Erfassung bedrohlich kranker Kinder. Die GuKiKP sind zu 73,3 % der Meinung, solche Kinder würden in jedem Fall erfasst. Das Gefühl eigener Sicherheit und Souveränität auch bei langen Wartezeiten besteht für die GuKiKP nur bei 40 %, für die Ärztinnen bei 55,5 %.

Immerhin würden sich aus beiden Berufsgruppen 20 % an der Erarbeitung und Umsetzung eines neuen Triage-Systems aktiv beteiligen, Interesse an neuen Abläufen in der Kinder-Notfallambulanz geben jeweils 40 % der Befragten an.

6.2.2 Qualitätszirkel

Als wirksames Instrument zur Qualitätsverbesserung und -sicherung soll ein Qualitätszirkel, bestehend aus Expertinnen der Pädiatrie, der Zentralen Notaufnahme und der Pflegedirektion, installiert werden.

Der Verfasser wird gegenüber der Obersten Leitung, hier der Pflegedirektion, auf die Vorteile eines solchen Qualitätszirkels hinweisen. Den nicht unerheblichen Kosten (Material, Arbeitszeit) stehen unter dem Strich verschiedene Vorteile gegenüber: „Bei der Entwicklung von Lösungen für Qualitätsprobleme wird das Potenzial aller Beteiligten genutzt. Es wird die beste Lösung gefunden! (…) Qualitätszirkel tragen maßgeblich dazu bei, Qualität zu liefern. Wir werden besser und gewinnen neue Kunden! Fazit: Letztendlich sparen wir Kosten durch einen Qualitätszirkel und gewinnen sogar neue Kunden!" (Loffing 2005, 58). Hinzu kommt die Forderung des QM: „Zur bestmöglichen Patientenversorgung und medizinischen Weiterentwicklung fördern wir die Fort- und Weiterbildung der Mitarbeiter." (SKL 2010, 205)

Der Verfasser wird als Betroffener, der die Abläufe in der Kinder-Notfallambulanz seit Jahren mit entwickelt und begleitet hat, als Stellvertretende Stationsleitung mit Verantwortung für ein großes Mitarbeiterinnen-Team und mit den gewonnen Erkenntnissen aus seiner Weiterbildung zur FLP und zum QB diesen Zirkel leiten. „Er motiviert die Mitarbeiter zur Teilnahme an einem Qualitätszirkel, rechtfertigt den Aufwand vor der obersten Leitung, präsentiert die Ergebnisse und übernimmt vielfältige weitere Aufgaben (Loffing 2005, 33).

Ein Mitglied der Pflegedirektion als Beauftragte der Obersten Leitung und eine Mitarbeiterin der Zentralen Notaufnahme mit der Erfahrung, das MTS bereits in den Ablauf implementiert zu haben, werden diesem Qualitätszirkel ebenso angehören wie jeweils eine Mitarbeiterin seitens des ärztlichen Dienstes der Pädiatrie und seitens der GKiKP. Aus der Auswertung des Mitarbeiterinnen-Fragebogens ergibt sich bei einigen Mitarbeiterinnen beider Berufsgruppen die Motivation und Bereitschaft, sich aktiv an der Vorbereitung zur Einführung eines einheitlichen Systems zur pflegerischen Ersteinschätzung zu beteiligen.

Sinnvoll erscheint eine Befristung des Qualitätszirkels von 5 Sitzungen à 90 Minuten bei einer Größe von 5 Teilnehmerinnen inclusive dem Moderator. Die

Kickoff-Veranstaltung sollte nach einem Einführungsvortrag allen Teilnehmerinnen ermöglichen, ihre Erfahrungen und Vorstellungen deutlich zu machen. So wird die Oberste Leitung an einer raschen Umsetzung interessiert sein, die GKP aus der Zentralen Notaufnahme möchte Synergie-Effekte in der Zusammenarbeit mit der Kinder-Notfallambulanz erzielen, die Kinderärztin wird auf eine qualitativ hochwertige Schulung der Quick-Look-Nurses Wert legen, die GuKiKP möchte eventuell, dass die neuen Abläufe nicht überstürzt eingeführt werden und Kolleginnen überfordern. Der Moderator schließlich muss alle Vorstellungen und Bedenken zusammenfassen und darf gleichzeitig das Zeit-Management und das Ziel seines Konzeptes nicht aus den Augen verlieren.

Bereits in der zweiten Veranstaltung könnten erste Fakten geschaffen werden, beginnend mit der Planung für die Inhouse-Schulung aller Mitarbeiterinnen. Die letzte Sitzung des Qualitätszirkels sollte nach der Einführung der Triage stattfinden, um das Erarbeitete evaluieren zu können und Änderungen am Ablauf vorzunehmen.

7 Führungsaufgaben der FLP

Es obliegt der FLP, Veränderungen mit zu initiieren und vor allem umzusetzen. Sie allein kennt ihr Team mit allen Persönlichkeiten, sie weiß um die Notwendigkeit, Mitarbeiterinnen an Entscheidungsfindungen zu beteiligen, wenn Veränderungen nicht scheitern sollen. Letztlich verfügt sie zwar über Instrumente, die, in Zusammenarbeit mit der Obersten Leitung angewandt, Entscheidungen zwingend herbeiführen können; sie sollte aber sparsam in der Verwendung solcher Mittel sein, wenn sie an Konstanz, Stabilität und Motivation im Team interessiert ist.

„Je nach Grad der Veränderungsbereitschaft lassen sich Mitarbeiter in unterschiedliche Typen unterteilen. Da gibt es offene und heimliche Gegner (die sogenannten Untergrundkämpfer), Skeptiker und Bremser, neutral eingestellte Mitarbeiter (man nennt sie auch die Unentschlossenen), abwartend zustimmende Mitarbeiter aber auch aktive Befürworter (die Treiber). Für die Führungsmannschaft, die den Veränderungsprozess umsetzen möchte, ist der Umgang mit den unterschiedlichen Reaktionstypen eine große Herausforderung. Soll das Change-Management gelingen, müssen Chefs alle Mitarbeiter ernst nehmen, sich die unterschiedlichen Befürchtungen und Meinungen anhören und das Gespräch mit dem Team führen." (Hockling 2012)

In dem Bewusstsein, dass die Mitarbeiterinnen Expertinnen auf ihren jeweiligen Gebieten sind, scheint letzteres dringend geboten zu sein. Neben der engmaschigen Durchführungskontrolle muss jederzeit das Gespräch gesucht bzw. auch angeboten werden. „Die Aufgabe jeder Führungskraft ist es dennoch, die Qualität des Arbeitslebens unter der Berücksichtigung der organisationalen Leistungsfähigkeit als etwas zu sehen, das im Alltag gelebt und gepflegt werden muss, um ein wirklich sinnvolles Gestalten und Verhalten von und in Gesundheitsorganisationen zu ermöglichen. (Beil-Hildebrand 2014, 89)

7.1 Motivation und Implementierung

Die Motivation der Mitarbeiterinnen gehört zu den Kernaufgaben der FLP. Schon Antoine de Saint-Exupéry wusste: „Wenn du ein Schiff bauen willst, so trommle nicht die Männer zusammen, um Holz zu beschaffen, Werkzeuge vorzubereiten und Aufgaben zu vergeben, sondern lehre die Männer die Sehnsucht nach dem endlosen Meer." (Schäfer 2002, 72). Was nicht heißen soll, dass kein Holz mehr beschafft werden muss und keine Aufgaben mehr zu vergeben sind, und selbstredend nicht mehr nur (und in der GuKiKP sowieso kaum) von Männern. Es wird deutlich, dass es Aufgabe der FLP ist, die Zielsetzung und die sich ergebenden Vorteile neuer Prozesse zu kommunizieren. An vielen weiteren Stellen muss geschraubt werden, um die Motivation der Mitarbeiterinnen zu verbessern oder zu stabilisieren - Schäfer u. a. (2002, 73 ff.) nennen als Beispiele die Zusammenarbeit mit anderen Berufsgruppen, die Erreichbarkeit von Zielen, die Möglichkeit selbstständigen Arbeitens - alles Beispiele, die auch auf die Implementierungsphase des MTS in der Kinder-Notfallambulanz übertragbar sind.

Vor der eigentlichen Implementierung des MTS steht die Schulung für jede Mitarbeiterin; es ist erforderlich, sich mit den Hauptsymptomen nach dem MTS sowie mit den generellen und spezifischen Indikatoren zur Einteilung der Behandlungsdringlichkeit vertraut zu machen. Die FLP muss und wird diesen Teilprozess engmaschig begleiten und unter Nutzung eines Testprogramms Übungsmöglichkeiten am Computer anbieten sowie Praxisanleiterin, Key-Userin und die Mitarbeiterinnen, die motiviert erscheinen und die neuen Zusammenhänge schneller erfassen, als Multiplikatorinnen einsetzen, damit eine baldige Umsetzung erfolgen kann.

Zum Start der Implementierung des MTS erscheint es notwendig, die pflegerische Besetzung in der Kinder-Notfallambulanz signifikant zu erhöhen, damit aufkommende Unsicherheiten oder Probleme gleich erfasst, dokumentiert und gemeinsam bearbeitet werden können. Gleichzeitig sollte die individuelle Wartezeit erfasst und mit den Erfahrungen der „Vor-Triage-Zeit" verglichen werden.

Anfangs bieten sich hier vor allem der Verfasser, die Praxisanleiterin und die Key-Userin an, des weiteren kann anhand einer „Wunschliste" ermittelt werden, wer sich neben der obligatorischen Ambulanz-Besetzung an der Einführung des MTS hilfreich beteiligen möchte. Es sollte weiterhin gewährleistet sein, dass in einem überschaubaren Zeitraum, z. B. für 4 Wochen, eine GKP aus dem Ambulanz-Zentrum als „Patin" zur Verfügung steht, um aufkommende Fragen zu klären.

Die Zufriedenheit der Patientinnen und Angehörigen muss ebenfalls ermittelt werden, um die Qualitätssteigerung auch im Segment Kundinnenzufriedenheit messen und bewerten zu können.

All dies ist von der FLP zu begleiten und zu koordinieren; sie muss auch den Kontakt zur Obersten Leitung suchen und halten, um Schwierigkeiten, aber auch Fortschritte zu dokumentieren und zu diskutieren.

Hier ist es erforderlich, dass alle beteiligten Führungskräfte in beiden Berufsgruppen an einem Strang ziehen und sich gegenseitig stützen, damit die FLP die Vielzahl dieser Aufgaben bewältigen kann, ohne zu scheitern.

7.2 Evaluation

Nach einer überschaubaren Einführungsphase von ca. 4 Wochen sollte evaluiert werden: Wie zufrieden sind die Mitarbeiterinnen (beider Berufsgruppen) mit sich (und mit den Mitarbeiterinnen der jeweils anderen Berufsgruppe)? Welche Probleme sind massiv aufgetreten? Kam es vermehrt zu Beschwerden? Hier kann man frühzeitig ansetzen, um Fehlern zu begegnen; auch der Kontakt zum Qualitäts-, Risiko- und Beschwerdemanagement sollte gesucht werden. Zu dieser Erst-Evaluation könnte sich zum Beispiel eine letzte Zusammenkunft des Qualitätszirkels eignen; gleichzeitig sollte der obersten Leitung in diesem Zusammenhang das bisher Erreichte anschaulich präsentiert werden - hierzu sind von der FLP gesammelte Zahlen, Daten und Fakten erforderlich.

Im Anschluss an eine weitere Phase (nach ca. 8 weiteren Wochen) könnte eine Mitarbeiterinnen-Befragung endgültige Erkenntnisse darüber schaffen, welche Teile des neuen Prozesses noch zu verbessern sind, aber auch, an welchen Stellen schon messbar bessere Qualität erzeugt wird.

8 Fazit

Es ist davon auszugehen, dass Patientinnen und vor allem Angehörige bei einer definierten Wartezeit, die auch in der Regel eingehalten wird, weniger Grund zu Beschwerden finden, zumal die Kriterien messbar sind und anhand von Schautafeln nachvollziehbar gemacht werden.

Letzte Sicherheit gibt auch hier eine Messung des Grades der Zufriedenheit; als gelenktes Dokument könnte in Zukunft in Gemeinsamkeit mit dem Qualitäts- und Beschwerdemanagement ein kurzer Fragebogen zur Kundinnenzufriedenheit mit einer Schulnoten-Einstufung von 1-6 entwickelt werden; interessant wäre die Beantwortung von Fragen wie „Wurde die Ihnen signalisierte Wartezeit eingehalten?", „Wurde Ihr Kind mit seinen Beschwerden angemessen versorgt?", „Waren Sie jederzeit sicher, dass sich um Ihr Kind gekümmert wird?", aber auch „Wie beurteilen Sie die Freundlichkeit des pflegerischen / ärztlichen

Personals?" Solche messbaren Daten können vom QMB ausgewertet und über die Jahre in visualisierbaren Outputs intern und extern veröffentlicht werden.

Niemand wartet gerne, aber Empathie, Respekt, Offenheit, Transparenz und nachvollziehbare Messgrößen bewirken zumindest in den meisten Fällen Verständnis.

„Viele Unternehmen verschlafen den richtigen Zeitpunkt für Neuerungen in der Arbeitsorganisation oder schieben sie auf – aus Angst vor Konflikten mit der Belegschaft. Das Ergebnis ist oft, dass solche Firmen eines Tages vom Wandel überrollt werden. Das führt zu unkontrollierten Entwicklungen. Ein vorausschauendes Management plant notwendige Schritte rechtzeitig – und setzt sie gekonnt um." (Hockling 2012)

So weit sollte es nicht kommen; unzufriedene Patientinnen und Angehörige, LWBS-Kundinnen, aber auch Mitarbeiterinnen, die nicht, wie man heute sagt, „abgeholt werden", und schließlich Führungskräfte, die gute Ideen nicht oder nur zögerlich umsetzen, bringen die Organisation letztlich an den Rand ihrer Existenz - und wohl auch darüber hinaus. Darum erscheint es am Schluss dieser Facharbeit als zentrale Aufgabe der FLP, diesen neuen Weg der standardisierten Triage gemeinsam mit den Mitarbeiterinnen, unterstützt von Pflegedirektion und QM, zu gehen. Gemeinsam bedeutet, jede Mitarbeiterin mit ihren Stärken, Schwächen und individuellen Motiven wertzuschätzen und ihr entsprechende Aufgaben zu ermöglichen; es wurde an mehreren Stellen deutlich, dass „aufgepflanzte" Prozesse innerlich nicht mitgetragen werden.

„Niemand sucht eine Notfallstation zum eigenen Vergnügen auf. Dennoch wäre anzustreben, dass Patienten und Angehörige gerne kommen, wenn es denn sein muss." (Walker u. a. 2013, 96) Sollte der begonnene Prozess der Implementierung der MTS-Triage in der Kinder-Notaufnahme zu einem solchen Ergebnis beitragen, wäre ein großer Schritt getan.

9   Literaturverzeichnis

Beil-Hildebrand, Margitta B.: Change Management in der Pflege. Gestalten und Verhalten von und in Gesundheitsorganisationen. Verlag Hans Huber, Bern 2014.

Liker, Jeffrey K.: Das Toyota-Prinzip. 14 Managementprinzipien des weltweit erfolgreichsten Automobilkonzerns. 9. Auflage, eISBN 978-3-86248-445-4, Finanzbuch-Verlag, München 2014.

Loffing, Christian: Qualitätszirkel erfolgreich gestalten. So nutzen Sie die Kreativität Ihrer Mitarbeiter. Verlag W. Kohlhammer GmbH, Stuttgart 2005.

Mackway-Jones, Kevin; Marsden, Janet; Windle, Jill (Hg.): Ersteinschätzung in der Notaufnahme. Das Manchester-Triage-System. Verlag Hans Huber, Bern 2006.

Rohark, Thomas: Qualitätsmanagement im Krankenhaus. Eine praxisorientierte Einführung. Verlag BoD - Books on Demand, Norderstedt 2013.

Schäfer, Wolfgang; Jacobs, Peter: Praxisleitfaden Stationsleitung. Handbuch für die stationäre und ambulante Pflege. Verlag W. Kohlhammer GmbH, Stuttgart 2002.

Walker, Daniel; Betz, Patrick: Jetzt kommt der Patient. Das Notfall-Flusskonzept. walkerprojekt ag, Zürich 2013.

Wössner, Jakobus: Soziologie. Einführung und Grundlegung. 8. unveränderte Auflage, Verlag Hermann Böhlaus Nachf., Graz 1979.

Internet:

BMJ (Bundesministerium der Justiz und für Verbraucherschutz): Sozialgesetzbuch (SGB) Fünftes Buch (V). Gesetzliche Krankenversicherung. http://www.gesetze-im-internet.de/sgb_5/__135a.html (Stand 05.09.2014)

GKindD e. V.: Ausgezeichnet. FÜR KINDER. Qualitätssicherung für die stationäre Versorgung von Kindern und Jugendlichen. http://www.ausgezeichnet-fuer-kinder.de/qualitätssiegel/anforderungsprofil.html (Stand 09.09.2014)

Hockling, Sabine: Change Management. Wenn der Chef alles ändern will. http://www.zeit.de/karriere/beruf/2012-05/chefsache-changemanagement (Stand 01.09.2014)

Krey, Jörg: Deutsches Netzwerk Ersteinschätzung. http://www.ersteinschaetzung.de/content/emergency-severity-index (Stand 03.09.2014)

Stocker, Sergio: Triage in Schweizer Kinder-Notfallstationen. Paediatrica Vol. 17 No. 1 2006, S. 35-37. http://www.swiss-paediatrics.org/sites/default/files/paediatrica/vol17/n1/pdf/35-37.pdf (Stand 02.09.2014)

SKL (Städtisches Klinikum Lüneburg gemeinnützige GmbH): Strukturierter Qualitätsbericht gemäß § 137 Abs. 3 Satz 1 Nr. 4 SGB V für das Berichtsjahr 2010. http://www.klinikum-lueneburg.de/assets/Uploads/PDFs/QualitaetsberichtSKL2010neu.pdf (Stand 01.09.2014)

SKL (Städtisches Klinikum Lüneburg gemeinnützige GmbH): Strukturierter Qualitätsbericht gemäß § 137 Abs. 3 Satz 1 Nr. 4 SGB V für das Berichtsjahr 2012. http://www.klinikum-lueneburg.de/assets/Uploads/PDFs/SKL-Qualitaetsbericht-2012.pdf (Stand 01.09.2014)

Anhang

Tabelle: Gemeinsame Nomenklatur, Definitionen und Zielzeiten

Nummer	Name	Farbe	Max. Zielzeit
1	Sofort	Rot	0 min
2	Sehr dringend	Orange	10 min
3	Dringend	Gelb	30 min
4	Normal	Grün	90 min
5	Nicht dringend	Blau	120 min

Werner–Schule vom DRK, Göttingen

Bildungseinrichtung des Verbandes der Schwesternschaften vom DRK e. V., Berlin

Fragebogen zur Facharbeit
„Pflegerische Ersteinschätzung in der Kinder-Notfall-Ambulanz -
Konzept zur Implementierung eines Triage-Systems in der Pädiatrie"
für die Prüfung zur staatlich anerkannten
Fachkraft für Leitungsaufgaben in der Pflege

Kurs 2013 Lüneburg

Sehr geehrte Damen und Herren,

dieser Fragebogen liegt Ihnen, den ärztlichen und pflegerischen Mitarbeiterinnen der Station F.2 und der Kinderambulanz der Klinik für Kinder- und Jugendmedizin im Städtischen Klinikum Lüneburg, in der Zeit vom 18.-22. August 2014 zur freiwilligen Bearbeitung vor.

Der Fragebogen dient ausschließlich als Instrument zur Datenerhebung im Rahmen meiner Facharbeit; Erkenntnisse aus dieser Erhebung werden ggf. in eine spätere vereinheitlichte Form der pflegerischen Ersteinschätzung von Patienten unserer Notfallambulanz einfließen.

Bitte bearbeiten Sie den Fragebogen anonym.

Auf der Station F.2 befindet sich ein Ablagekorb zur Rückgabe der Bögen bis zum 22.08.2014. Ich danke Ihnen schon jetzt recht herzlich für Ihre Mühe!

Lüneburg, im August 2014

Andreas Breßlein

Anhang 3

Mitarbeiterfragebogen - Auswertung: Pflege - Rücklauf 15/24 entspr. 62,5 %

1. Wer stellt in der Kinder-Notfallambulanz den Erstkontakt zu den Patientinnen her?

Pflegekraft	15	100 %
Ärztin	0	0 %

2. Werden Patientinnen in der Reihenfolge des Eintreffens behandelt?

Ja	2	13,3 %
Nein	11	73,3 %
unentschieden	2	13,3 %

3. Wer entscheidet über die Reihenfolge der Behandlung?

Pflegekraft	6	40 %
Ärztin	0	0 %
unentsch.	9	60 %

4. Sind die Patientinnen / Angehörigen mit dem bestehenden System der Behandlungsreihenfolge zufrieden?

Ja	6	40 %
Nein	6	40 %
unentsch.	3	20 %

5. Sind *Sie* mit dem bestehenden System der Behandlungsreihenfolge zufrieden?

Ja	12	80 %
Nein	3	20 %

6. Halten Sie das bestehende System der Behandlungsreihenfolge für *gerecht*?

Ja	12	80 %
Nein	3	20 %

7. Behalten Sie bei voller Ambulanz und damit verbundenen erheblichen Wartezeiten stets den Überblick?

Ja	7	46,6 %
Nein	6	40 %
unentschieden	2	13,3 %

Bitte lesen Sie folgende Aussagen und kreuzen Sie das entsprechende nebenstehende Feld an.	Ich stimme eher zu		Ich stimme eher *nicht* zu		unentsch.	
Das bisherige System der Behandlungsreihenfolge ist für alle Beteiligten transparent.	7	46,6 %	7	46,6 %	1	6,7 %
Mit dem bisherigen System der Behandlungsreihenfolge werden auch bedrohlich erkrankte Kinder in jedem Fall sofort erfasst.	11	73,3 %	3	20 %	1	6,7 %
Mit dem bisherigen System der Behandlungsreihenfolge fühle ich mich sicher.	10	66,6 %	3	20 %	2	13,3 %
Zu Stoßzeiten / bei voller Ambulanz kann es zu Wartezeiten von ≥ 3 Stunden kommen. Ich halte dies für angemessen.	0	0 %	14	93,3 %	1	6,7 %
Bei erheblichen Wartezeiten kann es zu Unmutsäußerungen und Beschwerden seitens Patientinnen oder Angehörigen kommen. Solchen Situationen fühle ich mich jederzeit gewachsen.	6	40 %	8	53,3 %	1	6,7 %

Bitte lesen Sie folgende Aussagen und kreuzen Sie das entsprechende nebenstehende Feld an.	Ich stimme eher zu		Ich stimme eher *nicht* zu		unentsch.	
Ich habe schon einmal etwas von Systemen zur Ersteinschätzung der Behandlungsdringlichkeit gehört.	14	93,3 %	1	6,7 %	0	0 %
An der Einführung eines einheitlichen Systems zur pflegerischen Ersteinschätzung wäre ich interessiert.	6	40 %	8	53,3 %	1	6,7 %
Die Einführung eines einheitlichen Systems zur pflegerischen Ersteinschätzung bedeutet zunächst mehr Aufwand. Ich halte diesen Aufwand für gerechtfertigt.	6	40 %	9	60 %	0	0 %
Ich würde das bisherige System beibehalten, wir brauchen einfach nur mehr Personal.	13	86,6 %	1	6,7 %	1	6,7 %
Die Einführung neuer Arbeitsabläufe bereitet mir Unbehagen.	2	13,3 %	12	80 %	1	6,7 %
Ich würde mich aktiv an der Vorbereitung zur Einführung eines einheitlichen Systems zur pflegerischen Ersteinschätzung beteiligen.	3	20 %	10	66,6 %	2	13,3 %

Anhang 4

Mitarbeiterfragebogen - Auswertung: ärztl. Dienst - Rücklauf 9/18 entspr. 50 %

1. Wer stellt in der Kinder-Notfallambulanz den Erstkontakt zu den Patientinnen[2] her?

Pflegekraft	9	100 %
Ärztin	0	0 %

2. Werden Patientinnen in der Reihenfolge des Eintreffens behandelt?

Ja	2	22,2 %
Nein	5	55,5 %
unentschieden	2	22,2 %

3. Wer entscheidet über die Reihenfolge der Behandlung?

Pflegekraft	3	33,3 %
Ärztin	3	33,3 %
unentsch.	3	33,3 %

4. Sind die Patientinnen / Angehörigen mit dem bestehenden System der Behandlungsreihenfolge zufrieden?

Ja	3	33,3 %
Nein	4	44,4 %
unentsch.	2	22,2 %

5. Sind *Sie* mit dem bestehenden System der Behandlungsreihenfolge zufrieden?

Ja	9	100 %
Nein	0	0 %

6. Halten Sie das bestehende System der Behandlungsreihenfolge für *gerecht*?

Ja	9	100 %

---

[2] Der Verfasser schreibt zum besseren Lesefluss in der weiblichen Schreibweise, wobei der Plural männliche Personen mit einschließt

Nein		0	0 %

7. Behalten Sie bei voller Ambulanz und damit verbundenen erheblichen Wartezeiten stets den Überblick?

Ja	7	77,7 %
Nein	2	22,2 %

Bitte lesen Sie folgende Aussagen und kreuzen Sie das entsprechende nebenstehende Feld an.	Ich stimme eher zu		Ich stimme eher *nicht* zu		unentsch.	
Das bisherige System der Behandlungsreihenfolge ist für alle Beteiligten transparent.	4	44,4 %	5	55,5 %	0	0 %
Mit dem bisherigen System der Behandlungsreihenfolge werden auch bedrohlich erkrankte Kinder in jedem Fall sofort erfasst.	5	55,5 %	4	44,4 %	0	0 %
Mit dem bisherigen System der Behandlungsreihenfolge fühle ich mich sicher.	7	77,7 %	2	22,2 %	0	0 %
Zu Stoßzeiten / bei voller Ambulanz kann es zu Wartezeiten von ≥ 3 Stunden kommen. Ich halte dies für angemessen.	7	77,7 %	2	22,2 %	0	0 %
Bei erheblichen Wartezeiten kann es zu Unmutsäußerungen und Beschwerden seitens Patientinnen oder Angehörigen kommen. Solchen Situationen fühle ich mich jederzeit gewachsen.	5	55,5 %	4	44,4 %	0	0 %

Bitte lesen Sie folgende Aussagen und kreuzen Sie das entsprechende nebenstehende Feld an.	Ich stimme eher zu		Ich stimme eher *nicht* zu		unentsch.	
Ich habe schon einmal etwas von Systemen zur Ersteinschätzung der Behandlungsdringlichkeit gehört.	9	100 %	0	0 %	0	0 %
An der Einführung eines einheitlichen Systems zur pflegerischen Ersteinschätzung wäre ich interessiert.	8	88,8 %	0	0 %	1	11,1 %
Die Einführung eines einheitlichen Systems zur pflegerischen Ersteinschätzung bedeutet zunächst mehr Aufwand. Ich halte diesen Aufwand für gerechtfertigt.	8	88,8 %	0	0 %	1	11,1 %
Ich würde das bisherige System beibehalten, wir brauchen einfach nur mehr Personal.	2	22,2 %	4	44,4 %	3	33,3 %
Die Einführung neuer Arbeitsabläufe bereitet mir Unbehagen.	1	11,1 %	8	88,8 %	0	0 %
Ich würde mich aktiv an der Vorbereitung zur Einführung eines einheitlichen Systems zur pflegerischen Ersteinschätzung beteiligen.	6	66,6 %	3	33,3 %	0	0 %

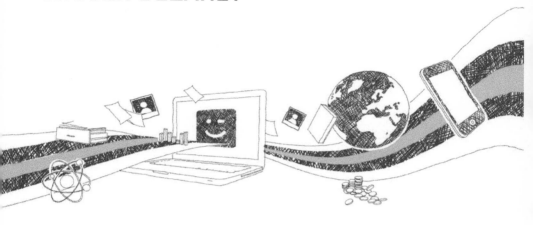
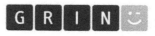